BEI GRIN MACHT SICH IHR WISSEN BEZAHLT

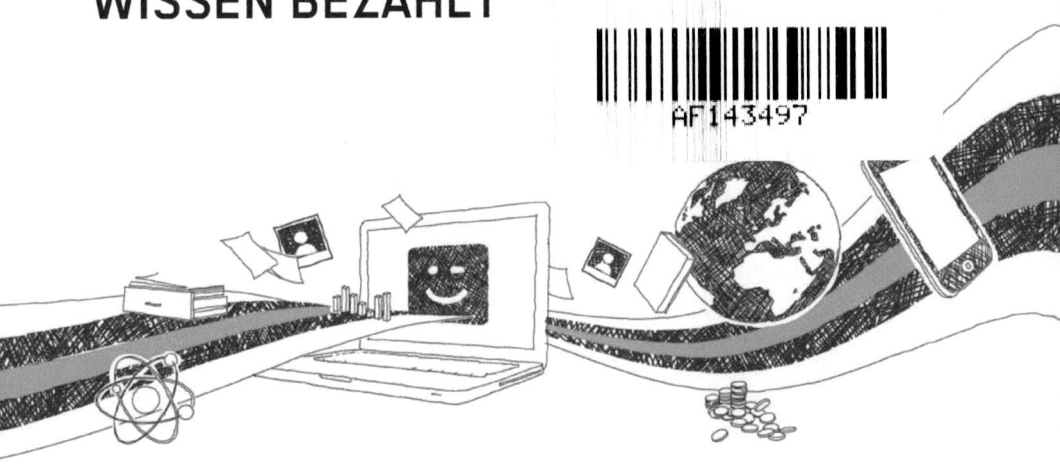
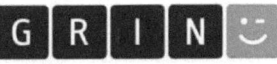

Bibliografische Information der Deutschen Nationalbibliothek:

Die Deutsche Bibliothek verzeichnet diese Publikation in der Deutschen National-
bibliografie; detaillierte bibliografische Daten sind im Internet über http://dnb.d-
nb.de/ abrufbar.

Impressum:

Copyright © 2006 GRIN Verlag
Druck und Bindung: Books on Demand GmbH, Norderstedt Germany
ISBN: 9783640398539

Dieses Buch bei GRIN:

https://www.grin.com/document/133186

Irina Drozdzynski

Nutzen der elektronischen Gesundheits- und Patientenakte im Gesundheitswesen

Zentrale Anwendungsbereiche der elektronischen Gesundheitskarte

GRIN Verlag

GRIN - Your knowledge has value

Der GRIN Verlag publiziert seit 1998 wissenschaftliche Arbeiten von Studenten, Hochschullehrern und anderen Akademikern als eBook und gedrucktes Buch. Die Verlagswebsite www.grin.com ist die ideale Plattform zur Veröffentlichung von Hausarbeiten, Abschlussarbeiten, wissenschaftlichen Aufsätzen, Dissertationen und Fachbüchern.

Besuchen Sie uns im Internet:

http://www.grin.com/

http://www.facebook.com/grincom

http://www.twitter.com/grin_com

FACHHOCHSCHULE HILDESHEIM/HOLZMINDE/GÖTTINGEN

Fachbereich Wirtschaft

Hausarbeit

Thema: **Nutzen der elektronischen Gesundheits- und Patientenakte im Gesundheitswesen. Zentrale Anwendungsbereiche der elektronischen Gesundheitskarte.**

Studiengang: Krankenversicherung

Name: Irina Drozdzynski

Semesterzahl: 7

Datum: 02.08.2006

Inhaltverzeichnis

Abkürzungen

AG	Aktiengesellschaft
ATG	Aktionsforum Telematik im Gesundheitswesen
BDSG	Bundesdatenschutzgesetz
BMGS	Bundesministeriums für Gesundheit und Soziale Sicherung
DIMDI	Deutsches Institut für medizinische Dokumentation und Information
eArztbrief	elektronischer **Arztbrief**
EDV	elektronische **Datenverarbeitung**
eGA	elektronische Gesundheitsakte
eGK	elektronische Gesundheitskarte
e-Mail	electronic **Mail**
ePA	elektronische Patientenakte
eRezept	elektronisches **Rezept**
Gematik mbH	Gesellschaft für Telematikanwendungen im Gesundheitswesen mit beschränkter Haftung
GKV	Gesetzliche Krankenversicherung
GmbH	Gesellschaft mit beschränkter Haftung
GMG	Gesundheitsmodernisierungsgesetz
HBA /HPC	Heilberuflerausweis/ Health Professional Card
IBM	International Business Machines
IT	Information Technology
KB	Kilobyte
KBV	Kassenärztliche Bundesvereinigung
KK	Krankenkasse
KV	Krankenversicherung
MB	Megabyte
ORGA	Entstehung von *Sagen* **Orga**
PC	Personal Computer
PIN	Personal Identifikation Number
SGB	Sozialgesetzbuch
StGB	Strafgesetzbuch

1. Einleitung

„Das deutsche Gesundheitssystem steht aufgrund der ständigen Weiterentwicklung von Diagnostik und Therapie, demographischen Veränderungen und der gestiegenen Qualitätsansprüche vor großen Herausforderungen. Diese werden zusätzlich durch fortdauernd erweiterte Möglichkeiten und damit steigende Kosten erschwert. Die vorhandenen und begrenzten Ressourcen zwingen zu einer verbesserten Koordination und Kooperation im Gesundheitswesen, insbesondere durch eine Optimierung der medizinischen Versorgungsketten."[1]

Die elektronische Gesundheitskarte ist eine gigantische Vernetzungsaufgabe, bei der rund 100.000 Arztpraxen, 21.000 Apotheken, 2.200 Krankenhäuser sowie 300 Krankenkassen miteinander verbunden werden. Das Projekt wird durch die Regierung und das Parlament unterstützt, insbesondere die moderative und aufsichtsrechtliche Rolle des Bundesministeriums für Gesundheit und Soziale Sicherung (BMGS) in einem selbstverwalteten Gesundheitssystem, zeigt die nationale Bedeutung.

Das GKV-Modernisierungsgesetz hat dafür die nötigen gesetzlichen Voraussetzungen geschaffen. Der Gesetzgeber definiert fünf globale Ziele zur Einführung der elektronischen Gesundheitskarte (eGK):

1. die Qualität der medizinischen Versorgung, insbesondere die Arzneimittelsicherheit soll sich verbessern,
2. Verbesserung der patientenorientierten Dienstleistungen,
3. die Eigenverantwortung und Mitwirkungsbereitschaft der Versicherten wird gestärkt,
4. Steigerung der Wirtschaftlichkeit und Leistungstransparenz im Gesundheitswesen,
5. Optimierung von Arbeitsprozessen und Bereitstellung von aktuellen gesundheitsstatistischen Informationen. [2]

Erst durch die Nutzung der eGK in Kombination mit der einrichtungsübergreifenden elektronischen Patientenakte (ePA) ergeben sich die vom BMGS gewünscht vielfältigen Vorteile, sowohl für den Patienten, als auch für den behandelnden Arzt. Die einzelnen Nutzungspotentiale lassen sich kaum in Euro-Beträgen darstellen, wie z.B. die Erhöhung der

---

[1] vgl. Köster, C. (2006): Gesundheitstresor. In: Jäckel (Hrsg.) Telemedizinführer Deutschland, Bad Nauheim, S. 324-333

[2] vgl. Niederlag, W., Rienhoff, O., Lemke, H.U., (2005): Health Academy. Smart Cards in telemedizinischen Netzwerken. S. 9

Versorgungs- und Lebensqualität der Patienten. Vergleichbares gilt für die verbesserte Haftungssituation für die Mediziner durch die Arzneimitteldokumentation.[3]

2. Begriffliche Abgrenzung

2.1. Begriffserläuterung

Die Patientenakte enthält alle Informationen und Dokumente eines Patienten, die im Rahmen von medizinischen Untersuchungen angefallen sind. Dazu gehören Diagnosen, Befunde, Arztbriefe, Operationsberichte, Laboruntersuchungsergebnisse, Röntgenbilder und vieles mehr. Wird nun dies alles in elektronischer Form gespeichert, spricht man von der elektronischen Patientenakte. Die elektronische Patientenakte wird für sehr viele verschiedene Konzepte elektronischer Speicherung, Verwaltung und Nutzung von Patientendaten verwendet.[4] Nach der Definition des ATG ist die ePA „eine IT-gestützte strukturierte Dokumentation verstanden, in der die zeitlich und räumlich verteilt erhobenen Gesundheitsdaten eines Menschen zusammengefasst werden. Die ePA bildet somit die Summe aller im Laufe der Zeit registrierten gesundheitsbezogenen Informationsbestände eines Patienten. Sie stellt daher ein dynamisch anwachsendes Konstrukt aus lokal (auf der Gesundheitskarte) und peripher (in Gesundheitsnetzen) gespeicherten gesundheitsrelevanten Daten dar."[5]

„Die elektronische Gesundheitsakte (eGA) ist eine Zusammenfassung der laufend im ambulanten oder klinischen Bereich anfallenden, gesundheitsbezogenen Daten eines Versicherten auf einem digitalen Speichermedium. Die elektronische Gesundheitsakte soll diese Daten lebenslang und unabhängig von Ort und Zeit speichern und allen am Behandlungsprozess Beteiligten - incl. der Patienten - bedarfsgerecht präsentieren."[6]

---

[3] vgl. Sing, R. (2006): Einführung der elektronischen Gesundheitskarte und des elektronischen Heilberufsausweis - Die Sicht der Krankenkassen. In: Jäckel (Hrsg.) Telemedizinführer Deutschland, Bad Nauheim, S. 17-22

[4] vgl. Kaiser, R.H. (2006): Elektronische Patientenakten aus ärztlicher Sicht. In: Jäckel (Hrsg.) Telemedizinsführer Deutschland, S. 184-191

[5] vgl. Gesellschaft für Versicherungswissenschaft und -gestaltung (2005): Telematik im Gesundheitswesen. Perspektiven und Entwicklungsstand. S. 101

[6] vgl. Warda, F. (2005): Elektronische Gesundheitsakten im Zeichen der elektronischen Gesundheitskarte. DIMDI, Köln

2.2. Aktenunterscheidungsmerkmale

Ein wesentlicher Unterschied von eGA und ePA liegt im veränderten Rollenverständnis des Patienten. Die eGA ist in der Hand des Patienten im Gegensatz zur ePA, die sich in der Hand der behandelnden Ärzte befindet. Die zu erwartende Eigendynamik dürfte mindestens dazu führen, dass zwei Systeme parallel existieren.

Es kann der Inhalt aus einer ePA nicht 1:1 in eine eGA exportiert werden. Eher soll eine Art Mapping und Selektion erfolgen, bevor die Daten in die eGA gelangen. Abhängig vom Informationsbedürfnis sollte deshalb eine eGA die Merkmale beliebig variieren können und damit verschieden strukturierte Zugänge zu den vorhandenen Informationen bieten. Es ist zu erwarten, dass in der eGA quantitativ mehr Information enthalten sein werden als in ePA (32 KB). Eine eGA verfügt ebenfalls über nicht ausreichenden Speicherplatz (10 MB pro Akte). Sie ist auch mit einer geringen Uploadgeschwindigkeit ausgestattet, so dass eine sehr begrenzte Praxistauglichkeit erreicht wird, z.B. ein Dokument mit der Größe von 4 MB benötigt 5 bis 7 Minuten.

Solange der Patient seine eigene eGA führt und diese auch selber bezahlt (eine eGA wird jährlich ca. 20 bis 60 Euro kosten), ist er im wahrsten Sinne des Wortes Herr über seine Daten. [7]

3. Datenschutz und Datensicherheit

Die funktionale Grundidee zur elektronischen Gesundheitskarte besteht in der Sammlung und Darstellung medizinischer und administrativer Daten *(siehe Anhang 1)*. Der administrative (pflichtige) Teil der eGK, der nicht dem Zustimmungsvorbehalt der Versicherten obliegt, beinhaltet insbesondere Angaben zum Versichertenstatus, Daten zum Zuzahlungsstatus, Angaben zur Abwicklung des elektronischen Rezepts (eRezept) sowie die Behandlungsberechtigung im europäischen Ausland. Zum medizinischen (freiwilligen) Teil, der nur mit Zustimmung der Versicherten genutzt werden darf, gehören insbesondere die Notfalldaten, Angaben zur Arzneimittelhistorie, der elektronische Arztbrief (eArztbrief) und die elektronische Patientenakte. Die datenschutzrechtlichen Regelungen im Zusammenhang mit der elektronischen Gesundheitskarte wurden intensiv mit dem Bundesbeauftragten für den Datenschutz diskutiert und abgestimmt. Laut § 4 BDSG ist *„die Erhebung, Verarbeitung und Nutzung personenbezogener Daten nur zulässig, soweit dieses Gesetz oder eine andere*

---

[7] vgl. Warda, F. (2005): Elektronische Gesundheitsakten- Möglichkeiten für Patienten, Ärzte und Industrie. Aktueller Stand der Entwicklung in Deutschland. S.27f.

Rechtsvorschrift dies erlaubt oder anordnet oder der Betroffene eingewilligt hat." Der Patient soll der *„Erhebung, Verarbeitung und Nutzung"* von personenbezogenen Daten auf der eGK zustimmen.[8]

Diese Regelungen flankierten durch folgende gesetzlich vorgeschriebene technische Maßnahmen:

- Zwei Schlüssel Prinzip: Mit wenigen Ausnahmen erfolgt laut § 291a Abs. 5 Satz 3 SGB V die eGK grundsätzlich nur in Verbindung mit einem elektronischen Heilberufsausweis (HBA), der über eine qualifizierte elektronische Signatur verfügt.

- PIN Schutz: Der Zugriff auf die medizinischen Daten kann (außer der Notfalldaten und des elektronischen Rezepts, sofern der Zugriff auf dieses mit dem elektronischen Heilberufsausweis erfolgt) nur nach entsprechender technischer Autorisierung durch die Patienten erfolgen. Nach dem derzeitigen Diskussionsstand wird hierfür eine PIN vorgeschlagen.[9]

Die datenschutzrechtliche Grundkonzeption bei der Realisierung einer ePA enthält eine Reihe von Sicherheitszielen, die von Systemen zur medizinischen Datenverarbeitung garantiert werden müssen. Dazu zählen insbesondere die Vertraulichkeit, die Authentizität oder auch Zurechenbarkeit der Daten zu einem Verantwortlichen, die Integrität und Verfügbarkeit der Daten. Neben den genannten Bestimmungen des Datenschutzes ist insbesondere die Strafbarkeit der Verletzung von Privatgeheimnissen gem. § 203 StGB sowie die ärztliche Schweigepflicht nach den jeweiligen Landesberufsordnungen von Relevanz.

Die medizinischen Daten werden in der Regel in pseudonymisierter Form gespeichert. Durch die Pseudonymisierung der Daten soll anderen Bedarfsträgern (Gesundheitsministerium, Forschung, Wissenschaft und Krankenkassen) die Möglichkeit überlassen werden, statistische Auswertung aus den Daten durchführen zu können.[10]

---

[8] vgl. Broy, M. (2005): Komponenten im Umfeld der elektronischen Gesundheitskarte- Eine Hilfestellung zur Erstellung von Softwarelösungen.

[9] vgl. Niederlag, W., Rienhoff, O., Lemke, H.U., (2005): Health Academy. Smart Cards in telemedizinischen Netzwerken. S. 26-27

[10] vgl. Bultmann, M., R. Wellbrock, H. Biermann, J. Engels, W. Ernestus, U. Höhn, R. Wehrmann, A. Schurig (10/2002): Datenschutz und Telemedizin. Anforderungen an Medizinnetze.

4. Neue Möglichkeiten in der medizinischen Versorgung

4.1. Intelligente Anwendungsbereiche

4.1.1. Elektronische Gesundheitskarte

„Die elektronische Gesundheitskarte wird von Erweiterungen der Planung um Transport- und Pointerfunktionen für serverbasierte Gesundheitsdaten sowie um weitere Speicherfunktionen begleitet. Das Gesamtkonzept eGK ist damit eine Kombination von Telematikanwendungen und von Infrasturkomponenten."[11]

Die elektronische Gesundheitskarte realisiert alle wesentlichen Geschäftsvorgänge im deutschen Gesundheitswesen von Papier und Bleistift auf eine elektronische Kommunikation. Die Karte selbst ist nur ein kleiner Baustein in einem großen Puzzle. Voraussetzung für die Nutzung der eGK ist eine umfassende elektronische Vernetzung aller Sektoren des Gesundheitswesens (Telematik-Infrastruktur). Mit der eGK sollen Anwendungen wie eRezept, elektronischer Notfallausweis, eArztbrief, elektronische Werkzeuge zur Verbesserung der Sicherheit der Arzneimitteltherapie und eine ePA eingeführt werden.

4.1.2. Elektronisches Rezept

Das elektronische Rezept *(§ 291a Abs. 2 S. 1 SGB V/ GMG)* soll eine geschlossene Informationskette auf der Basis eines elektronischen Datenaustausches ohne Medienbruch ermöglichen. Das GMG sieht vor, dass die Benutzung des eRezeptes verpflichtend sein soll. Dabei werden zwei unterschiedliche Verfahren betrachtet: die Rezeptdaten auf zentralen Server speichern oder die Speicherung der Rezeptdaten auf der eGK.

Das eRezept wird die erste verpflichtende Anwendung der eGK sein. Der Arzt speichert die Angaben zum verordneten Medikament auf der eGK ab und „unterschreibt" digital die Verordnung mit seinem elektronischen Arztausweis oder legt das eRezept auf einem Rezept-Server ab. In der Apotheke legt der Patient wiederum die Gesundheitskarte vor, auf die der Apotheker mit seinem Heilberufsausweis zugreifen oder das eRezept vom Server abrufen kann, um das Arzneimittel auszugeben. Das eRezept wird von den Apotheken an Rechenzentren übermittelt, welche die Abrechnung vornehmen und die Zahlungsströme

---

[11] vgl. Bericht der Bund-Länder-AG Telematik im Gesundheitswesen an die 75. Gesundheitsministerkonferenz.

zwischen den KK und Apotheken regeln.[12] Durch die Einlösung wird das Rezept auf Transportserver (nach der Erstellung und Einlösung des eRezeptes) gelöscht.

Das eRezept hat kaum Einfluss auf die Qualität der Gesundheitsversorgung. Diese steigt hauptsächlich durch die von den Patienten freiwillig nutzbare Arzneimitteldokumentation. Nun erfolgt eine automatische Überprüfung auf Kontraindikation *(siehe Punkt 4.3.1.)* der bezogenen, verschlüsselten (z.b. mit der zugehörigen Pharmazentralnummer) Medikamente, die auf der Karte gespeichert werden.

Das eRezept bedeutet eher eine finanzielle Verbesserung für die Gesundheitsversorgung. Mit dem eRezept können laut Gesundheitsministerin Ulla Schmidt jedes Jahr 300 Millionen Euro eingespart werden.[13]

4.1.3. Elektronischer Arztbrief

Neben dem elektronischen Rezept stellt der elektronische Arztbrief zusammen mit der Überweisung an Fachärzte und der Einweisung ins Krankenhaus eine weitere Kernanwendung einer Telematikinfrastruktur dar. Der eArztbrief ist genauso wie das eRezept nur eine Anwendung auf bzw. innerhalb der Telematikplattform, die sich in die gesamte organisatorische Infrastruktur einbettet, insbesondere bezüglich der Sicherheit und Transportlogistik. Im Gegensatz zum eRezept handelt es sich beim eArztbrief um eine freiwillige Anwendung.

Der elektronische Arztbrief enthält Befunde, Diagnosen, Therapieempfehlungen und Behandlungsberichte *(§ 291a Abs. 3, S. 1, Nr. 2 SGB V /GMG)* in elektronischer und maschinell verwertbarer Form für eine einrichtungsübergreifende, fallbezogene Kooperation. Formal geschieht der Informationensaustausch zwischen Leistungserbringern (Kliniken, Ärzte etc.), Selbstverwaltung (Krankenkassen, Kassenärztlichen Vereinigung etc.) sowie den Patienten bis zum derzeitigen Tage auf dem Papierweg.[14] Die Zielvorstellungen bestehen in einer elektronischen und preiswerteren Übermittlung von Informationen, sowie besserer

---

[12] vgl. Niederlag, W., Rienhoff, O., Lemke, H.U., (2005): Health Academy. Smart Cards in telemedizinischen Netzwerken. S.83-87

[13] vgl. Zeitung „Die Zeit" (27.09.2005): Flächendeckender Start nicht vor 2007. Die Gesundheitskarte kommt später. Wirtschaft

[14] De Win, C. (2006): eGesundheit.nrw -Entwicklungstand der Telematikinfrastruktur in der Modellregion Bochum-Essen. In: Jäckel (Hrsg.) Telemedizinführer Deutschland, S. 71-77

Verfügbarkeit und Lesbarkeit, Komplexität und Vollständigkeit, Weiterverarbeitung von Daten. Dadurch werden die Geschäftsprozesse deutlich beschleunigt.[15]

Die Einführung von eArztbriefen und von vernetzten ePA führen zu einer Verbesserung der Kommunikation zwischen allen Leistungserbringern und insbesondere bei der sektorübergreifenden Zusammenarbeit.

4.1.4. Sektorübergreifende elektronische Patientenakte

Als wesentliche Schwachstelle der herkömmlichen, papiergeführten Patientendokumentation gilt oftmals eine schlechte Struktur. Dokumente sind zum Teil lückenhaft oder unleserlich, Daten werden überflüssig erfasst, geführt und aufbewahrt.[16]

Allein in der GKV fallen jährlich über 1,5 Mrd. Belege (Rezepte und Abrechnungsscheine) an.[17] In der Gesundheitspolitik können mit Hilfe der neuen „telematischen Werkzeuge" diese gewaltigen Datenmengen bewältigt werden. Die einrichtungsübergreifende elektronische Patientenakte *(§ 291a Abs. 3, S. 1, Nr. 4 SGB V/GMG)* wird letztlich das Ergebnis aller Teileelemente innerhalb der Telematik- Infrastruktur sein. Mit dem Datenaustausch zwischen Arztpraxen, Krankenhäusern und sonstigen Einrichtungen des Gesundheitswesens wird eine konsistente, umfassende Langzeitdokumentation möglich sein, nicht nur wie bislang vorliegende Einzelakten.[18]

Bei der elektronischen Patientenakte geht es um eine freiwillige Anwendung. Sie begründet sich durch Speicherung der persönlichen, sensiblen Daten des Patienten. Der Patient entscheidet selbst, welche Daten gespeichert sollen und welcher Arzt die Daten ansehen darf, er soll auch über die gespeicherten Daten ein Auskunftsrecht haben, jedoch in keiner Weise in der Form von Datenhoheit. Die Relevanz der Daten soll gewährleistet sein. Er kann seine Daten am so genannten „Patienten-Kiosk" ansehen, die in Wartezimmern oder Apotheken aufgestellt werden müssen. Diese sollen über den HBA des Arztes oder Apothekers

---

[15] vgl. Warda, F., Noelle, G. (2002): Telemedizin und eHealth in Deutschland: Materialien und Empfehlungen für eine nationale Telematikplattform.

[16] vgl. Uslu, A., Stausberg, J. (2006): Nutzen und Kosten der Elektronischen Patientenakte. In: Jäckel, A. (Hrsg.) Telemedizinführer Deutschland, S. 151-155

[17] vgl. Lauterbauch, K., Lindlar, M. (1999): Informationstechnologien im Gesundheitswesen. Telemedizin in Deutschland. S.6f.

[18] De Win, C. (2006): eGesundheit.nrw -Entwicklungstand der Telematikinfrastruktur in der Modellregion Bochum-Essen. In: Jäckel (Hrsg.) Telemedizinführer Deutschland, S. 71-77

freigegeben werden.[19] Diese Option wird auch am privaten PC denkbar,[20] z. B. durch Führung einer eGA. Der Arzt kann ePA auf Wunsch des Patienten in seiner eGA übermitteln.

Vision einer elektronischen Patientenakte

Mit Hilfe der elektronischen Patientenakte wird eine Kommunikation der Leistungserbringern über alle Sektoren hinweg ermöglicht *(siehe Abbildung 1)*.[21]

Abbildung 1: Elektronische Patientenakte bezeichnet immer die Summe aller direkt (auf die Karte) und indirekt (im Netz) verfügbaren Gesundheitsdaten eines Patienten

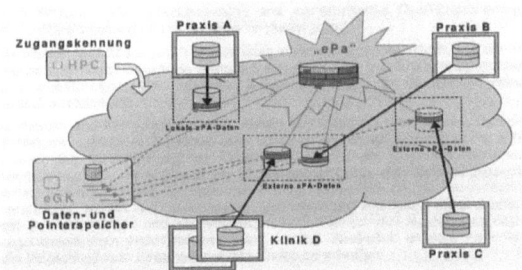

Quelle: Warda, F. (2005): Elektronische Gesundheitsakten- Möglichkeiten für Patienten, Ärzte und Industrie. Aktueller Stand der Entwicklung in Deutschland. Rheinware Verlag, Mönchengladbach, S.18

Die Ärzte dokumentieren ihre Behandlungen in der ePA und kommunizieren teilweise direkt elektronisch mit ärztlichen Kollegen, wie z.B. per E-Mail. Gleichzeitig kann ein Arzt sich an einem Praxisnetz beteiligen, welches gemeinsam eine virtuelle ePA führt. Dort werden Kopien der ärztlichen Dokumentation aus der Praxis-EDV gespeichert. Alle wichtigen medizinischen Daten der Patienten der Arztkollegen erhält der Arzt auf Knopfdruck - das spart viel Zeit in Arztpraxen, verbessert die medizinische Kommunikation als wichtige Voraussetzung für die Integrierte Versorgung *(§140a SGB V)* und hilft unnötige Mehrfachuntersuchungen zu vermeiden.[22]

Die ePA ist ein wichtiger Meilenstein für den messbaren Erfolg: mehr Information, mehr Transparenz, mehr Qualität und auch die Schonung der Ressourcen des Gesundheitssystems.

---

[19] vgl. Warda, F. (2005): Elektronische Gesundheitsakten- Möglichkeiten für Patienten, Ärzte und Industrie. Aktueller Stand der Entwicklung in Deutschland. S.9, 49f.

[20] vgl. Deutsches Ärzteblatt (02.12.2005): Gesundheitstelematik: Der Arzt des Vertrauens ist gefragt.

[21] vgl. Ärzte Zeitung (30.06.2005): IV-Vertrag erprobt elektronische Gesundheitsakte.

[22] vgl. Warda, F. (2006): Patienten -Empowerment durch den Einsatz elektronischer Gesundheitsakten. In Jäckel, A. (Hrsg.) Telemedizinführer Deutschland, S. 374-378

Allerdings ist das langfristige Ziel die Ermöglichung einer elektronischen Patientenakte, in der Ärzte alle Diagnosen, Befunde, Berichte und Bilder (Ultraschall, Röntgen etc.) eintragen können.[23]

4.2. Telekommunikationswege im Gesundheitswesen

Seit Inkrafttretten des GKV-Modernisierungsgesetzes (GMG) und den Arbeiten im Rahmen des bIT4health-Projektes sind wichtige Grundlagen zum Ausbau der gesamten Informations- und Kommunikationstechnologie im Gesundheitswesen auf den Weg gebracht worden. In erster Linie soll mit der elektronischen Gesundheitskarte das eRezept sowie eArztbrief realisiert werden. Danach ist die Patientenakte als nächste Aufgabe auf der Prioritätsliste der Umstellungsprojekte geplant.

Ziel: Der Arzt hat über den b4h-Konnektor einen Anschluss seines lokalen Netzwerks an die Telematikinfrastruktur. Er kann mit weiteren Leistungserbringern (per eArztbriefübermittlung), sowie Patienten oder Krankenkassen in Kontakt treten *(siehe Abbildung 2)*. Der Arzt hält Patientendaten im Primärsystem bzw. einer ePA vor. Die Behandlungsdaten stellt der Arzt dabei eine Kopie der Originaldokumentation in die eGA seines Patienten. Die Daten werden da in Redundanz zum Primärsystem zur Verfügung des Patienten gehalten. [24]

Abbildung 2: Der Datenaustausch erfolgt elektronisch und bezieht alle Akteure ein.

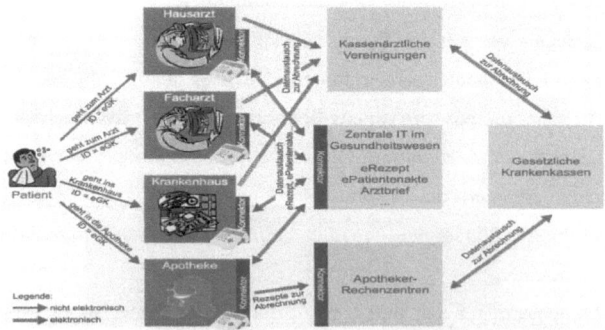

Quelle: Laatz, E. (2006): Sicher ist sicher: Die elektronische Gesundheitskarte. In: Jäckel (Hrsg.) Telemedizinführer Deutschland, Bad Nauheim, S. 23-28

---

[23] vgl. Sing, R. (2006): Einführung der elektronischen Gesundheitskarte und des elektronischen Heilberufsausweis- Die Sicht der Krankenkassen. In: Jäckel (Hrsg.) Telemedizinführer Deutschland, S. 17-22
[24] vgl. Braun, N., Elitok, E., Stadler, J., Waller, T. (2006): Instrumente einer Telematik-Infrastruktur im Gesundheitswesen - Beispiele transparenter Integration über Produkt- und Institutionsgrenzen hinweg. In: Jäckel (Hrsg.) Telemedizinführer Deutschland, S. 383-392

Um diese Kommunikationswege zu realisieren, soll die Gematik mbH in ihrer Lösungsarchitektur mehr Qualität und Wirtschaftlichkeit schaffen.[25] Die Arbeiten zur Erstellung der Lösungsarchitektur im Rahmen des Forschungs- und Entwicklungsprojektes setzen die Vorarbeiten fort, damit die Ergebnisse der Lösungsarchitektur unmittelbar fortgeführt werden können und daran anschließend die Testphase (in acht Bundesländern) starten kann. Für die technische Vernetzung ist das Vorhandensein der notwendigen Hardware erforderlich. Hierzu zählen die Kartenlesegeräte, eine eGK und elektronische Ausweise für Leistungserbringer (HPC).[26]

4.3. Nutzung der elektronischen Gesundheitsakte

4.3.1. Gesundheitsinformationssysteme und ihre Nutzen

Online-Gesundheitsinformationssysteme bieten internetgestützte Information übersichtlich, komfortabel, zugänglich und zuverlässig an. Die Anwendung einer eGA ist für den Patienten freiwillig. Er kann seine medizinische Daten in der ePA (auf der eGK) speichern lassen und/ oder in der eGA für einen besseren Eigenüberblick seines Gesundheitszustandes. Der Nutzer einer eGA hat viele Vorteile, die im Folgenden näher genannt werden.

Notfalldaten: Zu den Notfalldaten gehören Angaben zu chronischen Erkrankungen, Implantaten oder Impfungen, Blutgruppe, Allergien, individuelle Risiken des Patienten etc. Es ist sinnvoll, diese Daten direkt auf der Karte (in der ePA) zu speichern. Im Falle eines Notfalls kann das für den Patienten lebensrettend sein.

Arzneimittel-Risiko-Check oder ein **Kontraindikationscheck** prüfen die Verordnungen gegen die aktuelle Situation des Patienten (Schwangerschaft, Allergien, chronische Krankheiten). Bei der Arzneimitteltherapie ergeben sich durch eine sinnvoll gestaltete und umfassende Dokumentation über verschiedenen Ärzten verordneten und frei gekauften vom Patient eingenommenen Arzneimittel, die Möglichkeit potenzieller Wechselwirkungen auszuschließen, notwendige Dosisanpassungen zu erkennen und damit Arzneimittelunverträglichkeiten zu verringern. Eine traurige Tatsache, dass durch unerwünschte Arzneimittelereignisse mehr Todesfälle als im Straßenverkehr verursachen worden sind, wird vermieden. Die Erkennung und Vermeidung von

---

[25] vgl. Bundesministerium für Gesundheit (14.03.2005): Lösungsarchitektur übergeben -Weiterer Meilenstein auf dem Weg zur elektronischen Gesundheitskarte erreicht.

[26] vgl. Niederlag, W., Rienhoff, O., Lemke, H.U., (2005): Health Academy. Smart Cards in telemedizinischen Netzwerken. S.76f.

Arzneimittelwechselwirkungen bringt demzufolge ein enormes Potential für die Verbesserung der medizinischen Versorgung von Patienten und die Reduktion von Kosten im Gesundheitswesen.[27]

Insbesondere für multimorbide, ältere und chronisch kranke Patienten wie Herzpatienten, Asthmatiker und Diabetiker ist die **Verbindung von elektronischer Gesundheitsakte** und zu Hause genutzten **Medizingeräten** sehr sinnvoll. Über die Schnittstellen zwischen Home-Care-Geräten und der Akte werden z.b. Messwerte aus Blutzuckermessgeräten, EKG- oder Lungenfunktionsmessgeräten direkt in die Akte übernommen. Die Akte enthält beispielsweise ein Diabetes-Paket. Damit hat der Patient seine Blutzuckerwerte immer im Blick. Grafische Auswertungen zeigen, wie gut der Blutzuckerspiegel eingestellt ist und weisen bei kritischen Werten auf den Handlungsbedarf hin. Der Patient kann die aktuellen Auswertungen an den Arzt per E-Mail schicken, der Arzt kann die Therapie entsprechend anpassen oder dem Patienten empfehlen, wie er sich zu Hause kurieren kann, dadurch werden teuere Arztbesuche vermieden. Nach Wanda werden genau diese Patienten aber auch am wenigsten in der Lage sein, eine eGA über das Internet zu bedienen. Deshalb sollte eine erhebliche Veränderung des Arzt-Patienten-Verhältnisses geschaffen werden (z.b. durch Hausarztmodelle), um die Beratungsleistung des Haus-/Arztes steigern zu können.

Aus der **elektronischen Patientenquittung** kann man erkennen, welche Leistungen für die Versicherte mit ihrer Krankenkasse abgerechnet wurden und welche Kosten durch diese Leistung angefallen sind. Das wird zumindest zu einem besseren Verständnis der finanziellen Zusammenhänge für die Patienten führen.[28]

Zudem werden qualitätsgesicherte Patienteninformationen direkt aus der Wissenschaft und der Medizin zu den Krankheitsbildern Diabetes, Brustkrebs und anderen bereitgestellt.[29] Besser informierte Patienten werden mehr zu ihrer Gesundheit beitragen können. Es besteht die Chance für den Patienten, sich eigenständig und aktiv am Management der eigenen Gesundheit und Krankheit zu beteiligen.

4.3.2. Blick in die Zukunft

Die elektronische Gesundheitsakte gibt viele positive Impulse zum Aufbau der nationalen Telematikinfrastruktur. Für den Erfolg von eGA ist eine wesentliche Voraussetzung der

---

[27]vgl. Bundesministerium für Gesundheit und Soziale Sicherung (2004): Die Gesundheitskarte.

[28]vgl. Careon GmbH (2005): Funktionen der Gesundheitsakte.

[29] vgl. Warda, F. (2005): Elektronische Gesundheitsakten- Möglichkeiten für Patienten, Ärzte und Industrie. Aktueller Stand der Entwicklung in Deutschland. S.113f.

inhaltliche Austausch von ePA und eGA. Dafür ist eine flächendeckende Onlineanbindung von Ärzten und Kliniken erforderlich. Der Aufbau der Telematikinfrastruktur im Gesundheitswesen soll die nötigen Rahmenbedingungen für Ärzte schaffen. Den Herstellern werden unterschiedliche Modelle angeboten, verschiedene Konzepte erprobt und ganz allgemein die Kenntnis vom Vorhandensein und den Problemen der patientengeführten medizinischen Dokumentation bei Patienten und Ärzten verbessert.[30] Der Markt für eGA ist jung, dynamisch und noch sehr übersichtlich. Seit 2002 existieren vier Anbieter von eGA: InterComponentWare AG mit LifeSensor, Gesdat GmbH mit akteonline.de, aventana und careon.de, trotz des zu erwartenden großen Potenzials sind in den letzten zwei Jahren nur drei neue Anbieter Cepco, AMC und CompuGROUP Health Services dazugekommen.

Nach Warda gibt es keine ausreichende Akzeptanz von der elektronischen Gesundheitsakte. Nur 15 bis 20 Prozenten der deutschen Bevölkerung werden bis 2010 eine eGA einsetzen. Nutzungsanreize schaffen die Krankenkassen durch Kostenübernahme, wie z.B. Erstattung der Praxisgebühr. Dies führt wahrscheinlich zur einer relevanten Nutzungssteigerung, aber verursacht zuerst steigende Kosten in den KK.[31] Keller empfiehlt in seinem Gutachten nach einer Einführungsphase (2-3 Jahre nach Kostenübernahme von KK) und erhöhter Akzeptanz nach ungefähr 3 Jahren eine Kostenbeteiligung von 5 Euro pro Quartal.[32]

Obwohl schon in 2002 weltweit ca. 10 Millionen eGAs angenommen wurden, existieren nur wenige Publikationen über ihre praktische Nutzung und Bewertung solcher eGAs durch die Bürger.[33]

4.4. Nutzen durch Akzeptanz

Es besteht jedoch kein Zweifel mehr, dass sich in den nächsten Jahren die Einführung vielfältiger telematischer Strukturen und Anwendungen im Gesundheitswesen unaufhaltsam fortentwickeln wird. Die Bereitschaft, Telemedizin als sinnvolle und notwendige technische Neuerung zu akzeptieren, ist bei Patienten, Ärzten und Kostenträgern gleichermaßen groß.

Die Akzeptanz der Karte hängt zum einen maßgeblich zusammen mit der verbindlichen Klärung von Sicherheit und Verfügbarkeit der gespeicherten Daten. [34] Zum Anderen, wenn

---

[30] vgl. Warda, F. (2006): Geschäftsmodelle für elektronische Gesundheitsakten in Deutschland. In: Jäckel (Hrsg.) Telemedizinführer Deutschland, S. 368-373

[31] vgl. Warda, F. (2005): Elektronische Gesundheitsakten- Möglichkeiten für Patienten, Ärzte und Industrie. Aktueller Stand der Entwicklung in Deutschland. S. 18, 97, 281-284

[32] vgl. Warda, F. (2006): Geschäftsmodell für elektronische Gesundheitsakten in Deutschland. In: Jäckel (Hrsg.) Telemedizinführer Deutschland, S. 368-373

[33] vgl. GMS: Elektronische Gesundheitsakten im Deutschsprachigen Web.

die Karte die versprochene Vereinfachung von Abläufen leisten soll. Die administrative und automatisierbare Arbeit kann den Leistungserbringern abgenommen werden, z.B. durch Reduzierung von Medienbrüchen zwischen Leistungserbringern. Die medizinischen Daten werden in elektronischer Form vorliegen, müssen nicht ausgedrückt werden, um sie an andere Leistungserbringer zu übermitteln. Zur Reduzierung der Verwaltungskosten und beschleunigter Bearbeitung tragen auch die Kombination der eGK mit dem Berechtigungsausweis für die Behandlung innerhalb der europäischen Staaten auf der Rückseite bei.

Durch die integrierte Versorgung der Patienten kann sich jeder Leistungserbringer auf seine Kompetenzen konzentrieren und von den Kompetenzen der anderen Ärzte, die am Genesungsprozess eines Patienten beteiligt sind, profitieren.

Die Leistungsempfänger profitieren am deutlichsten. Der größte Nutzen ist eine qualitativ hochwertigere Versorgung. Weitere Nutzen erlangt der Patient durch die Führung von einer elektronischen Gesundheitsakte oder zumindest wenn er seine Daten in der ePA speichern lässt.

Wichtig ist, wie viel nicht nur von einzelner Behandlung der Patient eingespart wird, sondern generell, denn diese Kosteneinsparungen spiegeln sich auch in der Stabilität oder Senkung der Beitragssätze der KV wider.[35]

4.5. Gesundheitspolitische Lösungsansätzen

Das Hauptthema der gesundheitspolitischen Diskussion ist der Zwang zur Kostenbegrenzung im Gesundheitswesen. Unnötige Transportkosten, Krankenhauseinweisungen und Konsultationen belasten den Gesamtetat und sollen mittel- und langfristig reduziert werden. Kurz: Qualitäts- und Effizienzsteigerung der Patientenversorgung bei gleichzeitiger Kostenersparnis für das Gesundheitssystem sind die Kriterien, die die deutsche Gesundheitspolitik schon lange einfordert. Die Einführung der eGA und ePA weist folgende Vorteile für die deutsche medizinische Versorgung auf:

- Qualitätsverbesserung der Patientenversorgung (z.B. Diagnose- und Therapieempfehlungen, Expertenrat, Analyse von Behandlungsergebnissen),

---

[34] vgl. Gesprächskreis Verbraucherpolitik (2005): Die elektronische Gesundheitskarte kommt - Nutzen und Risiken der Telematik im Gesundheitswesen für Patienten und Gesellschaft.

[35] vgl. Broy, M. (2005): Komponenten im Umfeld der elektronischen Gesundheitskarte- Eine Hilfestellung zur Erstellung von Softwarelösungen.

- Kostensenkung (z.B. Minimierung von Transporten, Wegfall von Mehrfachuntersuchungen, Nutzung von E-Mail),
- Effizienzerhöhung durch Austausch digitaler Daten,
   o zwischen Leistungserbringern und Krankenkassen (z.b. § 301 SGB V)
   o zwischen niedergelassenem Arzt und Krankenhaus (z. B. Überweisung, Entlassung, Arztbrief), zwischen Patient, Arzt und Apotheke (z.b. papierloses Rezept) mit medizinischen Patientenkarten. [36]
- Die elektronische Patientenakte ist von großem Nutzen in Notfällen, z.b. enthält der behandelnde Arzt sofort entscheidende Daten zur Hand.
- Akzeptanz und verbessertes Verständnis der Diagnose und Therapie bei den Patienten durch sichere, verfügbare in der eGA Patienteninformation.[37]

5. Einsparungen oder Mehrkosten?

Vor dem Hintergrund der nachhaltig vorangetriebenen Einführung telematischer Lösungen in Deutschland wird die elektronische Patienten- und Gesundheitsakte zur zentralen Schalt und Sammelstelle medizinischer Daten für Ärzte wie auch für Patienten. Es ist jedoch noch unklar, welchen Stellenwert die elektronische Gesundheitsakte in der Hand des Patienten im Vergleich zur elektronischen Patientenakte der behandelnden Ärzte haben wird. Wie werden beide Systeme zusammen funktionieren? Es ist aber sicher, dass die erheblichen Investitionskosten der Einführung der elektronischen Gesundheitskarte (Schätzungen liegen zwischen 1,5 und 5 Mrd. €) zunächst durch die so genannten freiwilligen Anwendungen wie die elektronische Gesundheitsakte und die Arzneimitteldokumentation nennenswert amortisiert werden können.[38] Es wurde geschätzt, dass mehr als 50 Prozent der Gesamteinsparungspotentiale realisiert werden können. Mittelfristig erhoffen sich die Beteiligten Einspareffekte von bis zu 1 Milliarde Euro pro Jahr. Aber die tatsächliche Höhe der Einspareffekte ist stark umstritten. Während die Bundesregierung davon ausgeht, dass sich die Investitionskosten innerhalb von zwei Jahren amortisieren, wird dies nach

---

[36] vgl. Matthies, H.K., G. T. W. Dietzel, A.J. Porth (30.10.97): Sicherer Zugriff auf multimediale Patientenalten.

[37] vgl. Lauterbauch, K., Lindlar, M. (1999): Informationstechnologien im Gesundheitswesen. Telemedizin in Deutschland. S.24

[38] vgl. Warda, F. (2006): Patienten -Empowerment durch den Einsatz elektronischer Gesundheitsakten. In Jäckel (Hrsg.) Telemedizinführer Deutschland, S. 374-378

Berechnung des Wirtschaftsforschungsunternehmens *Soreon* erst nach sechs Jahren der Fall sein.[39]

Die angestrebte Kostenersparnis wird durch vermiedene Medienbrüche und das plakative Ziel der Vermeidung von Doppelverordnungen entgegen politischer Bekundungen wohl kaum zu realisieren sein. Die tatsächliche Revolution findet im Bereich der Transparenz statt: die lückenlose, zeitnahe Verfolgung der Übereinstimmung von Verordnungen mit ausgegebenen Medikamenten lässt Erkenntnisgewinn erwarten. Höchste Einsparungspotentiale werden bei den Krankenkassen und reale Einsparungspotentiale bei den Apotheken erwartet.

Die Schäden, die dem Gesundheitswesen durch Diebstahl und Missbrauch der jetzige KV-Karten entstehen und die von einigen Experten auf bis zu zwei Milliarden Euro jährlich geschätzt werden, muss die eGK vermeiden oder zumindest deutlich verringern, da die eGK ein Lichtbild des Patienten trägt.

6. Befürchtungen und Kritik

6.1. Gläserner Patient

Die Forderungen und Erwartungen von Politik und Ärzteschaft hinsichtlich Zugriffskontrolle, Anwenderfreundlichkeit und Datenschutz sind inzwischen so hoch, dass sie nur noch enttäuscht werden können.[40] Es wird z.B. an der ePA kritisiert, dass die gesammelten Daten für andere Zwecke (strafrechtliche Ermittlungsverfahren, Täterprofile etc.) verfügbar gemacht werden. Da der Patient häufig keine Einsicht in seine Daten hat, kann auch das Recht auf informationelle Selbstbestimmung verletzt werden. Denn wenn Daten einmal gesammelt und auf zentralen Servern gespeichert werden, sind Sicherheitslücken und Datenmissbrauch nicht mehr auszuschließen. Das weiß man aus der Vergangenheit zur Genüge.

Jeder Patient kann sich auch heute Kopien von Krankenakten bei seinen behandelnden Ärzten verschaffen. In der Realität geschieht das ganz selten. Wahrscheinlich nicht aus Desinteresse des Patienten, sondern aus der Befürchtung heraus, der Arzt könnte den Informationswunsch als Misstrauen ansehen und der Patient so Nachteile bei seiner weiteren Behandlung erleiden.[41]

---

[39] vgl. Hornung, G. (2005): Die digitale Identität. Rechtsprobleme von Chipkartenausweisen: Digitaler Personalausweis, elektronische Gesundheitskarte, JobCard-Verfahren. S. 374 f.

[40] vgl. Ärzte Zeitung (19.05.2005): Gläserner Patient - das ist Panikmache.

[41] vgl. Warda, F. (2006): Patienten -Empowerment durch den Einsatz elektronischer Gesundheitsakten. In Jäckel (Hrsg.) Telemedizinführer Deutschland, S. 374-378

60 Prozent der befragten Patienten befürchten, dass sie mit der ePA zum „gläsernen Patient"
werden. Aus diesem Grund sollte man eine Vertrauensbildung in Bewegung setzen und
feststellen, dass die Karte überhaupt eine Chance hat, wenn Patient-Arzt-Kontakt vorhanden
ist und der Patient dem behandelnden Arzt die Leistungen anderer Ärzten vertraut.

6.2. Kritik der Ärzteschaft

Die niedergelassenen Ärzte stehen der eGA und ePA skeptisch gegenüber. 65 Prozent der
befragten Ärzte sehen Probleme beim Datenschutz, wenn die elektronische Gesundheitskarte
eingeführt wird. 70 Prozent denken, dass die papierlose Übertragung eines elektronischen
Rezepts gar nicht wichtig ist. Außerdem erwarten 90 Prozent der Ärzte, dass die Aufklärung
der Patienten von den Krankenkassen übernommen werden soll. Allerdings sind die Ärzte als
Vertrauenspersonen ihrer Patienten besonders gefragt, deswegen fällt meistens die
Patientenaufklärung bei den Ärzten an.[42] Für das Gespräch mit Patienten nehmen sich
heutzutage nur wenige Ärzte ausführlich Zeit. Dieses Manko werden Chipkarten mit
medizinischen Daten eher verstärken als mildern.[43] Die Datenerfassung für eGK pro Patient
wird etwa 25 Minuten dauern (das Abspeichern neuer Daten auf der Karte dauert relativ
lange). Zusätzliche Zeit wird für die Aufklärung der Funktionen der eGA verbraucht. [44]
Die gewährleistete Freiwilligkeit wird im Alltag schwer durchzusetzen sein. Unbemerkter
Druck wird allein dadurch entstehen, dass Ärzte Patienten fragen werden, ob ihre
Krankheitsgeschichte vollständig auf der Karte gespeichert ist, oder welche Daten denn
fehlen. Ob die erhofften Einspareffekte durch die elektronische Akte tatsächlich realisiert
werden können, ist auch fraglich. Die Theorie geht davon aus, dass Doppeluntersuchungen
vermieden werden. 65 Prozent der befragten Ärzten und 56 Prozent der Patienten halten die
Theorie für sinnvoll. In der Realität wird es Doppeluntersuchungen geben, weil ein
gewissenhafter Arzt sich aber schon aus haftungsrechtlichen Gründen nicht auf die
Befundergebnisse und Untersuchungen der vorbehandelnden Ärzte verlassen wird.[45] Das Ziel
wie Doppeluntersuchungen zu vermeiden, wird weit verfehlt.

---

[42]vgl. Deutsche Ärzteblatt (14.03.2003): Sicherheitsinfrastruktur für die elektronische Patientenakte.

[43] vgl. Forum InformatikerInnen für Frieden und gesellschaftliche Verantwortung e.V. (12/2005): Die
elektronische Gesundheitskarte. Alles auf eine Karte?

[44] vgl. Ärzte Zeitung (09.06.2004): Die Hauptarbeit liegt bei den Ärzten.

[45] vgl. Forum InformatikerInnen für Frieden und gesellschaftliche Verantwortung e.V. (12/2005): Die
elektronische Gesundheitskarte. Alles auf eine Karte?

Der Arzt will eine „komplette doppelte Buchführung" (Speicherung von Daten auf dem Server in der Praxis und auf dem Zentralserver) nebeneinander nicht betreiben, er soll in Kauf nehmen, dass andere Leistungserbringer, Kostenträger etc. weit mehr als bisher Einblick in sein diagnostisches und therapeutisches Handeln gewinnen können. Dieser Gedanke begeistert nicht alle Ärzte, und denn 65 Prozent der befragten Ärzten befürchten zum „gläsernen Arzt" zu werden, insbesondere was Wirtschaftlichkeitsprüfungen etc. der Kassen betrifft.[46]

Das Gros der künftigen Einsparungen liegt bei den Krankenkassen (90 Prozent), wohingegen die Investition zunächst vor allem von den Leistungserbringern zu tragen sind. Für die Vertragsärzte und -zahnärzte werden die Investitionen auf rund 320 Millionen Euro erwartet. Für die einzelne Arztpraxis rechnet die KBV mit durchschnittlich 2.000 bis 3.000 Euro, allerdings Arztpraxen, die noch mit sehr alten Systemen arbeiten, müssen deutlich mehr bis zu 10.000 Euro investieren. Nach Angaben der KBV sollen bis zu 45.000 Vertragsarztpraxen sich eine neue EDV anschaffen.[47]

35 Prozent der Ärzte können die erhofften Einspareffekte nicht beurteilen. Deshalb überlegen die älteren Ärzten, ob sie die nötigen Investitionen noch tragen müssen. Manche erwägen stattdessen den vorzeitigen Ruhestand.[48]

7. Bewertung

Die Akzeptanz ist der Knackpunkt zum Erfolg der geplanten Telematikplattform. Nur in diesem Fall können die theoretisch möglichen Einsparungspotenziale und Qualitätssteigerungen in die Realität übertragen werden. Sie muss nah an Menschen sein, flexibel, aufklärend und vertrauensbildend agieren, da das Teilprojekt „Einführung der elektronischen Gesundheitskarte", mit dessen Echo Patienten in verschiedenen Medien konfrontiert werden, schnell voranschreitet.[49] Der Arzt soll über den Nutzen der Akten Bescheid wissen und sie als einen Fortschritt akzeptieren. Dann wird er auch seinen Patienten raten, die neuen Möglichkeiten zu nutzen.[50] Um eine möglichst hohe Akzeptanz bei

---

[46] vgl. Kaiser, R.H. (2006): Elektronische Patientenakten aus ärztlicher Sicht. In: Jäckel (Hrsg.) Telemedizinführer Deutschland, S. 184-191

[47]vgl. Deutsches Ärzteblatt (09/2005): Telematik: Versorgung á la carte.

[48]vgl. Ärzte Zeitung (13.12.2005): Lieber vorzeitig in Ruhestand als Ärger mit der E-Karte.

[49] vgl. Niederlag, W., Rienhoff, O., Lemke, H.U., (2005): Health Academy. Smart Cards in telemedizinischen Netzwerken.

[50] vgl. Gesellschaft für Versicherungswissenschaft und -gestaltung e.V. (2005): Telematik im Gesundheitswesen. Perspektiven und Entwicklungsstand. S.39

Leistungserbringern und Patienten zu erreichen, ist ein Verständnis ihrer Bedürfnisse notwendig, um auf dieser Basis möglichst gezielte akzeptanzbildende Maßnahmen ergreifen zu können. Ein zentraler Aspekt dieser Akzeptanzmaßnahmen sind Kosten- und Anreizmodell für Patienten und Geschäftsmodelle für Leistungserbringer.[51]

Die elektronische Akten sind ein geeignetes Werkzeug zur Stärkung der **Selbstbestimmung des Patienten**.[52] Die Ärzte sehen hier eine Gefahr für die Behandlungsqualität. Bei der ePA hat jeder Patient das Recht, bei jeder Verschreibung über die Speicherung zu entscheiden. Der Arzt sollte davon ausgehen, dass keine vollständige Dokumentation auf einer Karte zu finden ist, oder der Patient eine Zweitmeinung hören will.[53] Das wiederum würde aber Doppeluntersuchungen beispielsweise nicht verhindern. Und damit wäre der Nutzen der ePA insgesamt eher gering. Vor diesem Hintergrund beurteilt man die Möglichkeit von Einsparungen durch Vermeidung von Doppeluntersuchungen eher skeptisch.[54] Betont wurde, dass Sicherheit und Freiwilligkeit nur auf Kosten von Effizienz und Handhabbarkeit ausgebaut werden kann. Deshalb wirft das Projekt noch jede Menge Probleme und offene Fragen auf.[55]

Die sozialen und wirtschaftlichen Chancen und Risiken der Kartentechnologie für die Gesellschaft insgesamt und ihre Folgewirkungen auf den Einzelnen müssen vielmehr realistisch erfasst und abgeschätzt werden. An die Wissenschaft stellt sich deshalb die Herausforderung der Begleitung, Analyse und Systematisierung. Die vorliegende Arbeit hofft, dazu einen Beitrag geleistet und auf alle rechtlichen, technischen, wirtschaftlichen und politischen Fragen die wesentlichen Lösungen gegeben zu haben. [56]

---

[51] vgl. Niederlag, W., Rienhoff, O., Lemke, H.U., (2005): Health Academy. Smart Cards in telemedizinischen Netzwerken. Seite 201f.

[52] vgl. Warda, F. (2006): Patienten -Empowerment durch den Einsatz elektronischer Gesundheitsakten. In Jäckel (Hrsg.) Telemedizinführer Deutschland, S. 374-378

[53] vgl. Ärzte Zeitung (27.01.2006): E-Karte droht teurer zu werden als erwartet.

[54] vgl. Deutsches Ärzteblatt (28.01.2005): Datenschutz: „Vertrauensbildung betreiben".

[55] vgl. Gesprächskreis Verbraucherpolitik (2005): Die elektronische Gesundheitskarte kommt - Nutzen und Risiken der Telematik im Gesundheitswesen für Patienten und Gesellschaft.

[56] vgl. Hornung, G. (2005): Die digitale Identität. Rechtsprobleme von Chipkartenausweisen: Digitaler Personalausweis, elektronische Gesundheitskarte, JobCard-Verfahren. S. 433f.

8. Anhang

Anhang 1: <u>Administrative und Medizinische Daten</u>

<u>Administrative Daten:</u>

- o Wohnort und andere Angaben zu Person und Geschlecht
- o Krankenversicherung(en)
- o behandelnde Ärzte und Kliniken
- o Arbeitgeber
- o Notfalladressen und Kontaktdaten
- o erteilte Berechtigungen

<u>Medizinische Daten:</u>

- o Notfalldaten, Allergien
- o Konsultationen von beliebigen Leistungserbringern
- o Anamnesen
- o Primärbefunde (Röntgenbilder, Ultraschallbilder, EKGs usw.)
- o Befundtexte, Berichte, Laborwerte
- o Vitaldaten und Impfdaten
- o Verordnungen von Arzneimitteln, Heil- und Hilfsmitteln
- o Arzneimitteldokumentation
- o Arztbriefe / Entlassungsbriefe
- o Therapie- und Terminplanung mit Erinnerungsfunktion
- o Gutachten, Bescheinigungen
- o Patientenquittungen
- o Einträge des Patienten zur eigenen Situation und Befindlichkeit
- o Messwerte von Medizingeräten wie Blutzuckermessgeräten und kardiologischen Geräten
- o Schwangerschaftsinformationen
- o Fitnessinformationen
- o Teilnahme an Vorsorgeprogrammen und DMP

Quelle: Warda, Frank (2005): „Elektronische Gesundheitsakten- Möglichkeiten für Patienten, Ärzte und Industrie. Aktueller Stand der Entwicklung in Deutschland", Rheinware Verlag, Mönchengladbach, S.66

Anhang 2: Auswertung der Umfrage von 20 befragten Ärzten/ Ärztepersonal

1. Wer soll Ihrer Meinung nach die Aufklärung für Versicherte übernehmen?

Antwortmöglichkeiten	Krankenkassen	Hausarzt	Facharzt	Gesundheitsministerium
Summe	18	0	0	2

2. Wie wichtig ist die Kommunikation zwischen Sie und Ihre/n Patient/in?

Antwortmöglichkeiten	sehr wichtig	wichtig	weniger wichtig	überhaupt nicht wichtig
Summe	16	4	0	0

3. Werden die erhofften Einspareffekte durch die elektronische Akte tatsächlich realisiert?

Antwortmöglichkeiten	auf jeden Fall	möglicherweise	ist nicht auszuschließen	eher nicht	überhaupt nicht	kann nicht beurteilen
Summe	0	5	5	3	0	7

4. Mit Einführung der eGK wird die Doppeluntersuchungen vermieden.

Antwortmöglichkeiten	auf jeden Fall	möglicherweise	ist nicht auszuschließen	eher nicht	überhaupt nicht	kann nicht beurteilen
Summe	7	8	3	0	0	2

5. Durch gespeicherten Daten werden Sie sich als „gläserner Arzt" durch die Krankenkassen füllen?

Antwortmöglichkeiten	auf jeden Fall	möglicherweise	ist nicht auszuschließen	eher nicht	überhaupt nicht	kann nicht beurteilen
Summe	5	8	2	0	0	5

6. Wie sehen Sie die Möglichkeit der papierlosen Übertragung eines Rezeptes?

Antwortmöglichkeiten	sehr wichtig	wichtig	weniger wichtig	ungewöhnlich
Summe	3	3	9	5

7. Ist das elektronische Rezept vom Vorteil für die Ärzte?

Antwortmöglichkeiten	auf jeden Fall	möglicherweise	ist nicht auszuschließen	eher nicht	überhaupt nicht	kann nicht beurteilen
Summe	4	5	3	3	0	5

8. Die behandelnden Ärzten sollten schnell einen Überblick über alle verschriebenen Medikamente haben.

Antwortmöglichkeiten	auf jeden Fall	möglicherweise	ist nicht auszuschließen	eher nicht	überhaupt nicht	kann nicht beurteilen
Summe	17	3	0	0	0	0

9. Die behandelnden Ärzte sollten schnell einen Überblick über alle Untersuchungen, die von anderen Ärzten durchgeführt wurden, sowie deren Ergebnisse verschaffen können.

Antwortmöglichkeiten	auf jeden Fall	möglicherweise	ist nicht auszuschließen	eher nicht	überhaupt nicht	kann nicht beurteilen
Summe	13	5	1	0	0	1

10. Regelmäßige Aufzeichnungen des Patienten über die Verträglichkeit der eingenommenen Medikamente sind für die behandelnden Ärzte hilfreich.

Antwortmöglichkeiten	auf jeden Fall	möglicherweise	ist nicht auszuschließen	eher nicht	überhaupt nicht	kann nicht beurteilen
Summe	11	9	0	0	0	0

Auswertung der Umfrage von 50 befragten Patienten

1. Wer soll Ihrer Meinung nach die Aufklärung für Versicherte übernehmen?

Antwortmöglichkeiten	Krankenkassen	Hausarzt	Gesundheitsministerium
Summe	27	14	9

2. Mit Einführung der eGK wird die Doppeluntersuchungen vermieden.

Antwortmöglichkeiten	ja	eher nein	nein	weiß nicht
Summe	28	3	7	12

3. Bei der Speicherung Ihrer persönlichen Daten im Internet haben Sie Bedenken, dass Ihre Angaben nicht vor unbefugtem Zugriff sicher sind.

Antwortmöglichkeiten	ja	eher nein	nein	weiß nicht
Summe	32	6	5	7

4. Durch gespeicherten Daten werden Sie sich als „gläserner Patient" füllen?

Antwortmöglichkeiten	ja	eher nein	nein	weiß nicht
Summe	30	9	5	6

Quelle: Eigene Darstellung

9. Literaturverzeichnis

Bröschure:

Broy, M. (2005): Komponenten im Umfeld der elektronischen Gesundheitskarte- Eine Hilfestellung zur Erstellung von Softwarelösungen. Abrufbar unter: http://www.software-offensive-bayern.de/pdf/IntegratedHealthCare.pdf [letzter Zugriff am 20.07.2006]

Forum InformatikerInnen für Frieden dund gesellschaftliche Verantwortung e.V. (12/2005): **Die elektronische Gesundheitskarte. Alles auf eine Karte?** Information/ Meinungen/ Kritik/ Quellen. Bremen; abrufbar unter: http://www.fiff.de

Gesprächskreis Verbraucherpolitik (2005): Die elektronische Gesundheitskarte kommt- Nutzen und Risiken der Telematik im Gesundheitswesen für Patienten und Gesellschaft. Friedrich-Ebert-Stiftung, Erfurt

Bücher:

Gesellschaft für Versicherungswissenschaft und -gestaltung e.V. (2005): **Telematik im Gesundheitswesen. Perspektiven und Entwicklungsstand.** Akademische Verlagsgesellschaft Aka GmbH, Berlin

Hornung, G. (2005): **Die digitale Identität. Rechtsprobleme von Chipkartenausweisen: Digitaler Personalausweis, elektronische Gesundheitskarte, JobCard-Verfahren.** 10. Band, Nomos Verlagsgesellschaft, Baden-Baden.

Jäckel, A. (2006): **Telemedizinführer Deutschland.** 7. Ausgabe, Bad Nauheim

Niederlag, W., Rienhoff, O., Lemke, H.U., (2005): **Health Academy. Smart Cards in telemedizinischen Netzwerken.** Health Academy, Dresden

Warda, F. (2005): **Elektronische Gesundheitsakten- Möglichkeiten für Patienten, Ärzte und Industrie. Aktueller Stand der Entwicklung in Deutschland.** Rheinware Verlag, Mönchengladbach

Gesetze:

Sozialgesetzbuch V, 31. Auflage, 2004, Deutscher Taschenbuch Verlag, München

Gutachten:

Lauterbauch, K., Lindlar, M. (1999): **Informationstechnologien im Gesundheitswesen. Telemedizin in Deutschland.** Friedrich-Ebert-Stiftung (Hrsg.), Bonn

Internetseiten:

Ärzte Zeitung (09.06.2004): **Die Hauptarbeit liegt bei den Ärzten.** Abrufbar unter: http://www.aerztezeitung.de/docs/2004/06/09/106a0205.asp?cat=   [letzter   Zugriff   am 15.02.2006]

Ärzte Zeitung (27.01.2006): **E-Karte droht teurer zu werden als erwartet.** Abrufbar unter: http://www.aerztezeitung.de/docs/2006/01/27/015a0107.asp?cat=   [letzter   Zugriff   am 15.07.2006]

Ärzte Zeitung (19.05.2005): **Gläserner Patient - das ist Panikmache.** Abrufbar unter: http://www.aerztezeitung.de/docs/2005/05/19/090a0205.asp?cat=   [letzter   Zugriff   am 15.07.2006]

Ärzte Zeitung (13.12.2005): **Lieber vorzeitig in Ruhestand als Ärger mit der E-Karte.** abrufbar   unter: http://www.aerztezeitung.de/docs/2005/12/13/225a0701.asp?cat=   [letzter Zugriff am 14.03.2006]

Ärzte Zeitung (30.06.2005): **IV-Vertrag erprobt elektronische Gesundheitsakte.** Abrufbar unter: http://www.aerztezeitung.de/docs/2005/06/30/119a0701.asp?cat=, [letzter Zugriff am 10.07.2006]

Bericht   der   Bund-Länder-AG   Telematik   im   Gesundheitswesen   an   die   75. Gesundheitsministerkonferenz.   Abrufbar   unter: http://www.gesundheitstelematik.de/files/Bericht_BLAG_Telematik_GMK75_2002.pdf, ohne Angabe [letzter Zugriff am 15.07.2006]

Bultmann, M., R. Wellbrock, H. Biermann, J. Engels, W. Ernestus, U. Höhn, R. Wehrmann, A. Schurig (10/2002): Datenschutz und Telemedizin. Anforderungen an Medizinnetze. Abrufbar unter: http://www.lfd. nrw.de/fachbereich/download/telemed.pdf [letzter Zugriff am 14.03.2006]

Bundesministerium für Gesundheit und Soziale Sicherung (2005): **Die elektronische Gesundheitskarte.** Abrufbar unter: http://www.bmg.bund.de [letzter Zugriff am 14.03.2006]

Bundesministerium für Gesundheit und Soziale Sicherung (2004): **Die Gesundheitskarte.** Abrufbar unter: http://www.die-gesundheitskarte.de/clara_tv/index.html [letzter Zugriff am 14.03.2006]

Bundesministerium für Gesundheit und Soziale Sicherung (2005): **Lösungsarchitektur übergeben -Weiterer Meilenstein auf dem Weg zur elektronischen Gesundheitskarte erreicht.** Abrufbar unter: http://www.bmg.bund.de, [letzter Zugriff am 14.03.2006]

Careon GmbH (2005): „Funktionen der Gesundheitsakte", Abrufbar unter: http://www.careon.de/eGA/hp/content/de/funk_ga.htm [letzter Zugriff am 14.03.2006]

Deutsches Ärzteblatt (28.01.2005): **Datenschutz: Vertrauensbildung betreiben.** Abrufbar unter: http://www.aerzteblatt.de/v4/archiv/artikeldruck.asp?id=45121 [letzter Zugriff am 15.03.2006]

Deutsches Ärzteblatt (26.12.2005): **Elektronische Gesundheitskarte: Akzeptanz und Nutzen sichern.** Abrufbar unter: http://www.aerteblatt/v4/archiv/artikeldruck.asp?id=49644 [letzter Zugriff am 15.03.2006]

Deutsches Ärzteblatt (02.12.2005): **Gesundheitstelematik: Der Arzt des Vertrauens ist gefragt.** Abrufbar unter: http://www.aerzteblatt.de/v4/archiv/artikeldruck.asp?id=49332 [letzter Zugriff am 15.03.2006]

Deutsche Ärzteblatt (14.03.2003): **Sicherheitsinfrastruktur für die elektronische Patientenakte.** Abrufbar unter:

http://www.aerzteblatt.de/v4/archiv/artikeldruck.asp?id=36072   [letzter   Zugriff   am
14.07.2006]

Deutsches Ärzteblatt (09/2005): **Telematik: Versorgung á la carte.** Abrufbar unter:
http://www.aerzteblatt.de/v4/archiv/artikeldruck.asp?id=48253   [letzter   Zugriff   am
15.03.2006]

Gesellschaft für Versicherungswissenschaft und -gestaltung e.V. (31.12.2004): **ATG-Management-Papier „Elektronische Patientenakte".** Abrufbar unter: http://www.gvg-koeln.de/xpage/objects/pub_info/docs/21/files/ID-304.pdf [letzter Zugriff am 14.07.2006]

GMS: **Elektronische Gesundheitsakten im Deutschsprachigen Web.** abrufbar unter:
http://www.egms.de/en/meetings/gmds2004/04gmds012.shtml   [letzter   Zugriff   am
18.03.2006]

IBM & ORGA (03/2004): Planungsauftrag eRezept, eArztbrief, ePatientenakte und
Telematikinftastruktur. Projektdokumentation, IBM Deutschland GmbH & ORGA
Kartensysteme   GmbH,   abrufbar   unter:
http://www.pkv.de/telematik/Projektdokument%20Planungsauftrag%20final.pdf   [letzter
Zugriff am 12.03.2006]

Matthies, H.K., G. T. W. Dietzel, A.J. Porth (30.10.97): **Sicherer Zugriff auf multimediale
Patientenalten.** Medizinische Hochschule Hannover, abrufbar unter: http://hcp.katalog-procurement.de/web/data/html//download/arbeit/basis31.rtf [letzter Zugriff am 15.07.2006]

Warda, F., Noelle, G. (2002): **Telemedizin und eHealth in Deutschland: Materialien und
Empfehlungen für eine nationale Telematikplattform.** DIMDI, 1. Auflage, abrufbar unter:
http://www.dimdi.de/static/de/ehealth/public/telematikbuch19_02_03_web.pdf [letzter Zugriff
am 15.03.2006]

Sonstiges:

Zeitung „Die Zeit" (27.09.2005): Flächendeckender Start nicht vor 2007. Die
Gesundheitskarte kommt später. Wirtschaft

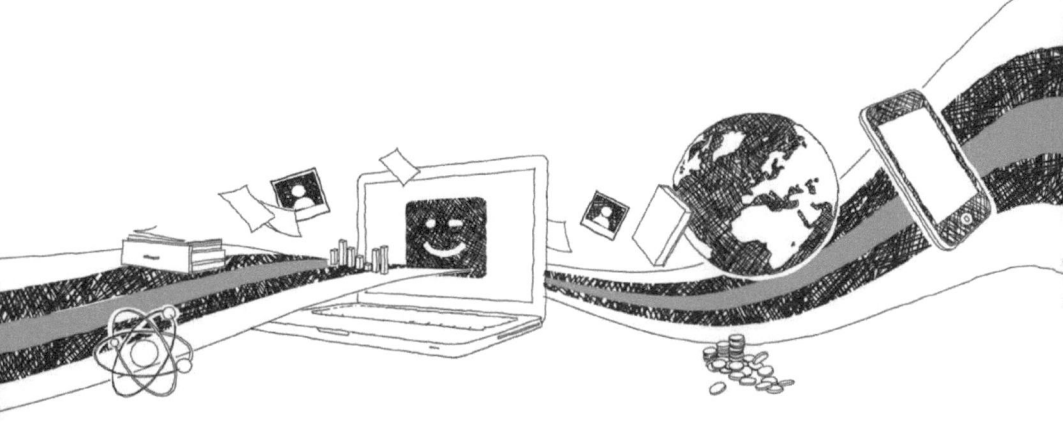
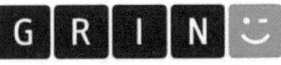